15 Maux de tête Types avec Remède Guide

Dr Sheila Harrison

Table des matières

Revoir

Apprenez-en davantage sur les différents types de maux de tête, notamment la migraine et les céphalées de tension, leurs symptômes, leurs causes, leur prévention, leurs remèdes maison et leur traitement.

Les maux de tête sont une affection courante caractérisée par une douleur qui survient dans la région de la tête ou du haut du cou. Il existe de nombreux types de maux de tête : courants et rares. Voici un guide de 15 types reconnus de maux de tête et comment traiter chacun d'eux.

Maux de tête primaires et maux de tête secondaires

Les maux de tête peuvent être divisés en deux catégories : primaires et secondaires.

Un mal de tête primaire se présente comme une affection en soi et n'est lié à aucune autre cause. Les principaux types de céphalées primaires sont les migraines, les céphalées de tension, les céphalées en grappe et les céphalées hypniques.

D'un autre côté, les maux de tête secondaires surviennent à la suite d'une autre condition - cela inclut les maux de tête hormonaux qui surviennent en raison d'un changement hormonal, les maux de tête causés par un traumatisme crânien qui surviennent après une commotion cérébrale ou un coup du lapin, et même les maux de tête dus à la gueule de bois qui surviennent après une nuit d'activité physique excessive. consommation d'alcool.

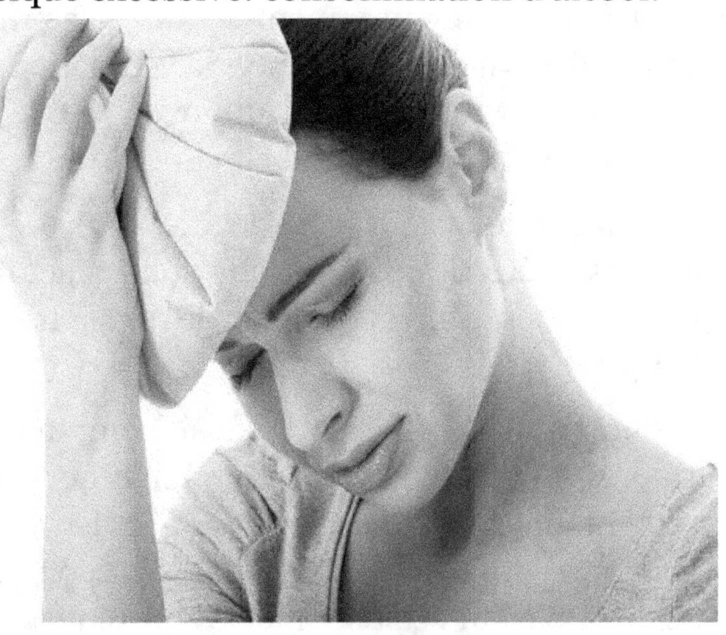

Numéro 1
Céphalée de tension

L'un des types de maux de tête les plus courants, les céphalées de tension provoquent des douleurs derrière les yeux et à la base du cou. Les symptômes comprennent une contracture musculaire dans la tempe, la sensation d'une bande de pression serrée autour de la tête et une douleur continue mais non lancinante.

La douleur peut varier de légère à sévère, et les femmes âgées de 20 à 40 ans sont généralement plus sujettes aux céphalées de tension que les hommes.

La plupart des céphalées de tension ont tendance à être épisodiques, ce qui signifie qu'elles surviennent sporadiquement une à deux fois par mois, ou moins. Cependant, les céphalées de tension peuvent également être chroniques.

Les céphalées de tension sont généralement associées au stress, à la fatigue, à l'arthrite, à l'anxiété ou à la dépression, mais peuvent également être le résultat d'une mauvaise posture, d'une fatigue oculaire, ainsi que d'un mauvais alignement des dents ou des mâchoires.

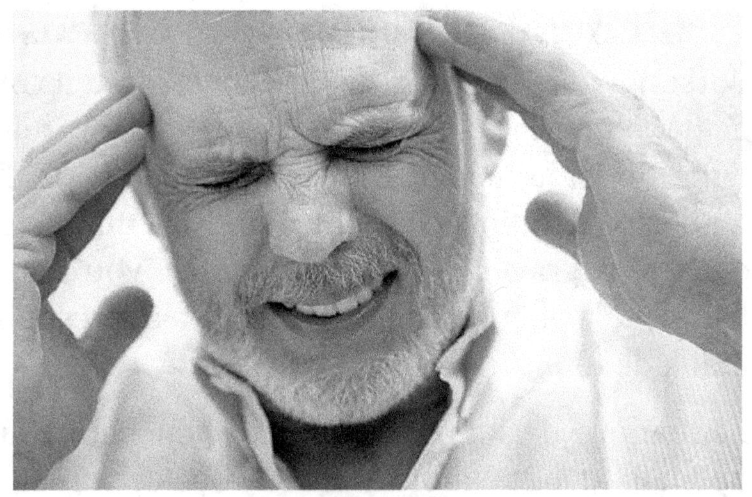

Forme de tension de mal de tête

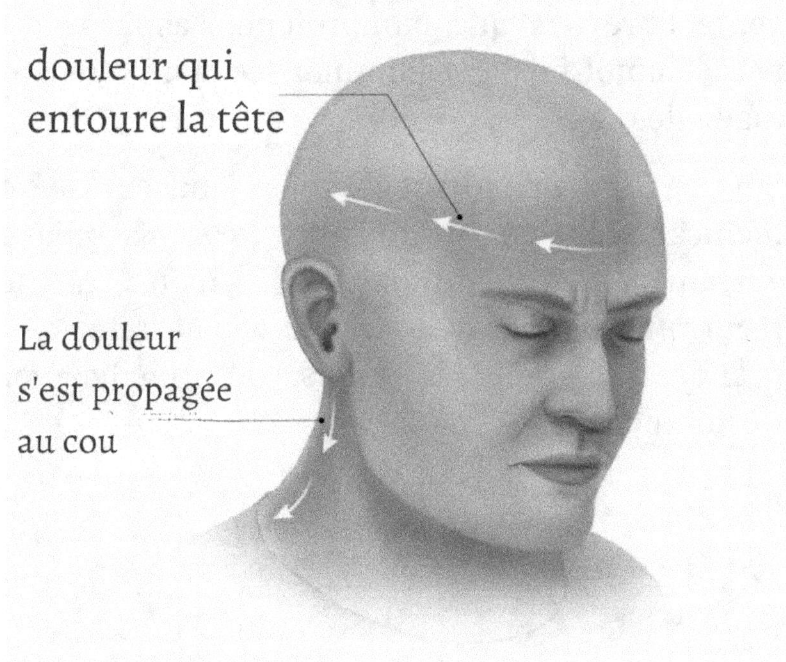

Traitement des céphalées de tension

Lorsque vous souffrez de céphalées de tension (et de la plupart des maux de tête), votre première ligne de traitement peut être de boire plus d'eau. La déshydratation peut entraîner des maux de tête ou les aggraver, donc augmenter votre apport hydrique peut aider à atténuer et à prévenir les maux de tête.

Le manque de sommeil est un déclencheur courant de maux de tête, alors assurez-vous de surveiller la quantité de sommeil que vous dormez chaque nuit. Au-delà de ces stratégies, les médicaments en vente libre tels que l'ibuprofène, l'aspirine et le paracétamol peuvent éliminer les symptômes des maux de tête.

Soyez prudent lorsque vous abusez de ces médicaments en vente libre, car ils peuvent entraîner des symptômes de maux de tête récurrents plus graves lorsque vous arrêtez de les prendre et que les effets des médicaments s'estompent.

Numéro 2
Céphalée migraineuse

Les migraines sont des maux de tête modérés à sévères qui se manifestent par une douleur lancinante d'un côté de la tête. Cela peut s'accompagner d'autres symptômes tels que des nausées et une sensibilité accrue à la lumière et au son environnants.

Les migraines sont des événements complexes qui peuvent être déclenchés par différentes raisons, et les symptômes peuvent également se manifester différemment. Bien que de graves crises de migraine chronique puissent affecter la qualité de vie, les migraines surviennent généralement selon un schéma reconnaissable qui les rend faciles à diagnostiquer et à traiter.

Ce qui distingue une migraine d'un mal de tête, c'est qu'elle a tendance à évoluer en plusieurs étapes :

1. **La phase prodromique**: Des signes avant-coureurs de pré-migraine peuvent apparaître (constipation, dépression, fringales, hyperactivité, irritabilité, raideur de la nuque, etc.) un à deux jours avant la crise de migraine.

2. **La phase d'aura**: Certaines personnes peuvent ressentir des troubles visuels ou visuels juste avant l'attaque.

   Certains ne vivent pas cette phase, mais peuvent plutôt ressentir des changements d'humeur, de la fatigue, un flou mental, une rétention d'eau,diarrhée, augmentation de la miction, nausées et congestion nasale.

3. **La phase d'attaque**: Cela se manifeste par une douleur lancinante généralement ressentie au-dessus des yeux et affectant un côté de la tête, qui peut durer de quelques heures à plusieurs jours. L'activité physique et le mouvement aggravent généralement la douleur.

4. **Le Postdrome Phase**: La douleur s'atténue.

Les migraines peuvent arriver à n'importe qui, même si elles ont tendance à être plus fréquentes chez les femmes adultes que chez les hommes. Certaines femmes peuvent trouver que les crises de migraine ont tendance à coïncider avec leur cycle menstruel.

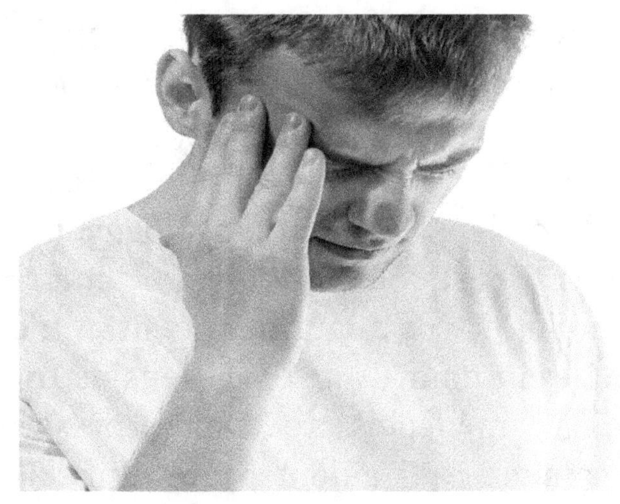

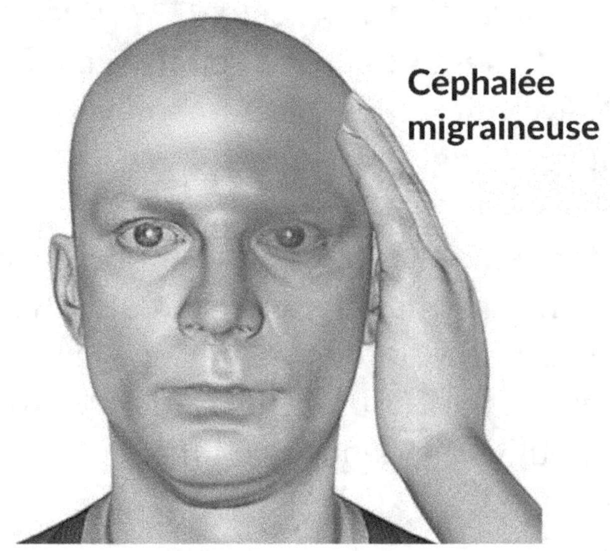

Céphalée migraineuse

Traitement des migraines

Étant donné que les migraines peuvent être causées par plusieurs facteurs, la meilleure stratégie pour gérer les migraines dépend de la fréquence et de la gravité de vos symptômes ainsi que de la manière dont ils affectent votre vie.

Les produits en vente libre tels que le paracétamol et l'ibuprofène peuvent aider à soulager certaines douleurs migraineuses. Cependant, si vos migraines persistent, consultez un médecin pour d'autres options de traitement. Certains médecins peuvent prescrire des médicaments qui aident à prévenir l'apparition des migraines. Ceux-ci s'accompagnent généralement de certains effets secondaires, vous ne devez donc les prendre que lorsqu'ils vous sont prescrits.

Rester autant que possible à l'écart de vos déclencheurs de migraine sera utile. Vous pouvez envisager de noter vos déclencheurs potentiels de migraine pour vous aider, vous et votre médecin, à les identifier à long terme.

Numéro 3
Maux de tête en grappe

Comme son nom l'indique, les céphalées en grappe sont des maux de tête primaires qui surviennent en « grappes » jusqu'à huit fois par jour. Ce type de mal de tête peut entraîner une douleur intense et débilitante qui survient soudainement. Ceci est souvent considéré comme l'un des types de maux de tête les plus douloureux et est décrit comme une douleur brûlante et lancinante qui survient derrière l'œil ou sur le côté de la tête.

Les céphalées en grappe comprennent de courtes crises qui durent environ 15 minutes à 3 heures. Ces grappes quotidiennes se produisent selon des cycles qui peuvent durer des semaines ou des mois, avec des céphalées en grappe survenant quotidiennement. Entre ces cycles se trouve la période de rémission qui peut durer des mois ou des années, pendant laquelle l'individu reste généralement sans maux de tête. Ceux dont les périodes de rémission durent moins d'un mois sont considérés comme souffrant de céphalées chroniques en grappe.

Une caractéristique clé qui différencie les céphalées en grappe des migraines réside dans les actions qui aggravent ou atténuent l'effet du mal de tête lors d'une crise. Les patients migraineux choisissent souvent de s'allonger dans une pièce sombre ou de rester immobiles pendant une crise, car le mouvement a tendance à aggraver les migraines.

D'un autre côté, la plupart des personnes qui souffrent de céphalées en grappe constatent que le maintien ne fait toujours rien pour soulager la douleur et ont tendance à s'agiter et à bouger pendant une crise. Ils peuvent même se cogner la tête contre quelque chose pour distraire la douleur.

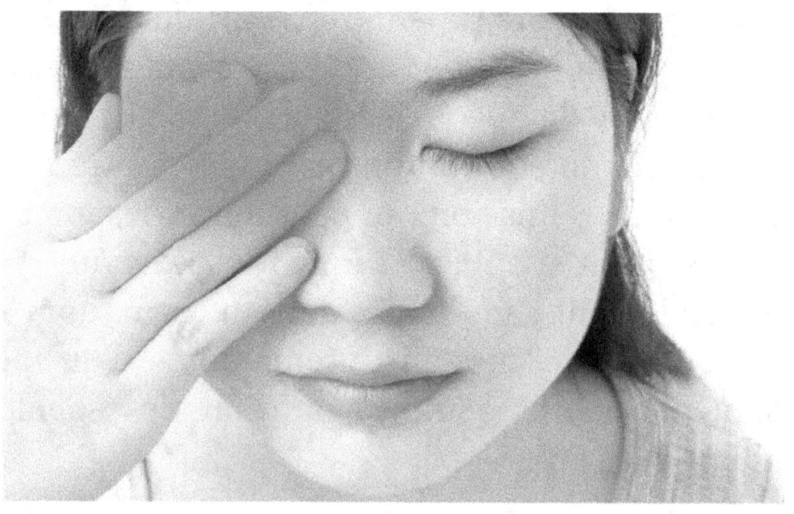

Maux de tête en grappe

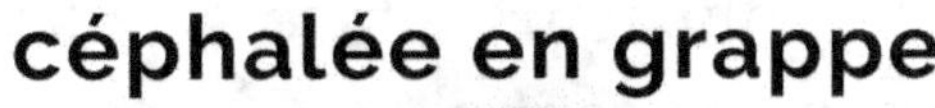

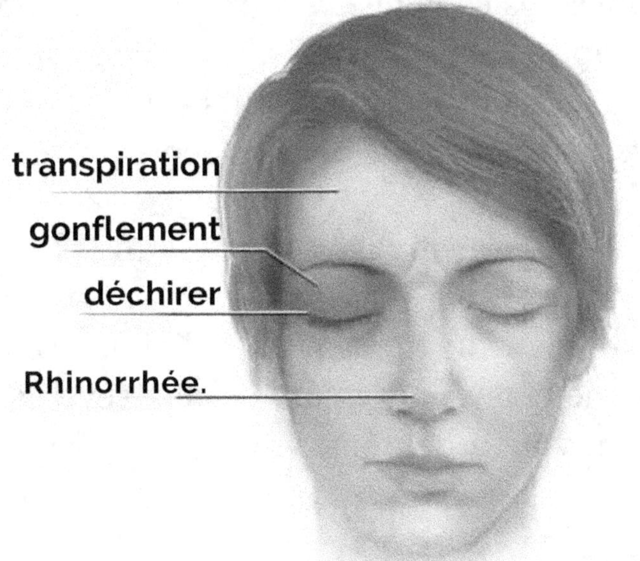

Traitement des céphalées en grappe

Selon la Fondation Migraine française, les personnes souffrant de céphalées en grappe sont souvent mal traitées par les médecins qui tentent de traiter leurs symptômes de la même manière que pour les migraines. Cependant, les céphalées en grappe et les migraines sont des formes différentes de maux de tête qui nécessitent différents types de traitements.

Il existe plusieurs façons de réduire les symptômes des céphalées en grappe, notamment la prescription de stéroïdes, les médicaments préventifs et d'autres traitements expérimentaux plus récents en cours de développement.

La meilleure façon de trouver un plan de traitement qui vous convient est de consulter un spécialiste (neurologue) sur un individualisé plan de traitement pour les maux de tête sévères qui perturbent votre qualité de vie.

Numéro 4
Céphalée hypnique

Les maux de tête hypniques sont un type rare de mal de tête qui survient lorsque l'on dort. On les appelle parfois « maux de tête liés au réveil » en raison de la façon dont ils réveillent les gens de leur sommeil.

Ces maux de tête surviennent souvent à peu près à la même heure chaque nuit pendant plusieurs jours par semaine, chaque crise dure de 15 minutes à 4 heures. La douleur peut varier de légère à sévère et peut être accompagnée de symptômes semblables à ceux de la migraine, tels que des nausées ainsi qu'une sensibilité à la lumière et au son.

La cause exacte des maux de tête hypniques est encore inconnue, bien que certains experts pensent qu'ils pourraient être liés à des problèmes dans les parties du cerveau impliquées dans la gestion de la douleur, le sommeil paradoxal et la production de mélatonine.

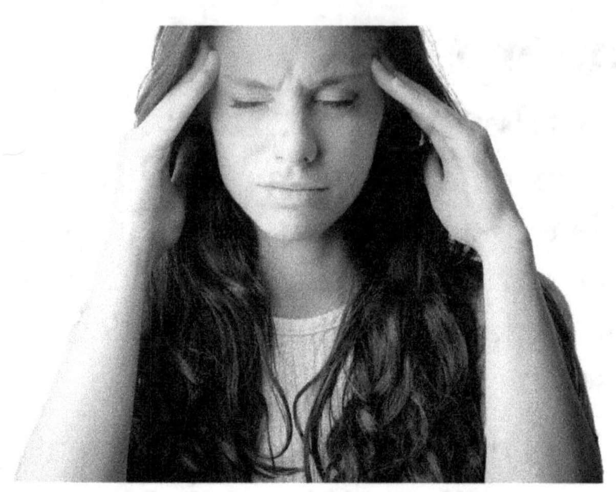

Traitement des maux de tête hypniques

Bien qu'il n'existe actuellement aucun traitement spécifique pour les céphalées hypniques, votre médecin pourrait vous recommander d'essayer de prendre une dose de caféine avant de vous coucher sous forme de café, car il a été démontré qu'elle aide à réduire les crises de céphalées hypniques sans provoquer d'effets secondaires graves.

Des médicaments en vente libre peuvent être pris pour gérer la douleur, bien que leur dépendance à long terme puisse provoquer des maux de tête chroniques. Parlez toujours à votre médecin avant d'essayer tout nouveau médicament.

Numéro 5
Mal de tête sinus

Les maux de tête sinusaux (appelés rhinosinusite) sont des maux de tête secondaires rares qui surviennent en raison d'une infection virale ou bactérienne des sinus. Les symptômes comprennent des épaisseurs,décoloré écoulement nasal, diminution de l'odorat, douleur ou pression faciale et fièvre.

Il est assez courant que les personnes qui « s'auto-diagnostiquent » souffrent de maux de tête liés aux sinus souffrent en réalité de migraines, en raison de symptômes communs tels que la pression frontale et faciale sur les sinus, la congestion nasale et l'écoulement nasal.

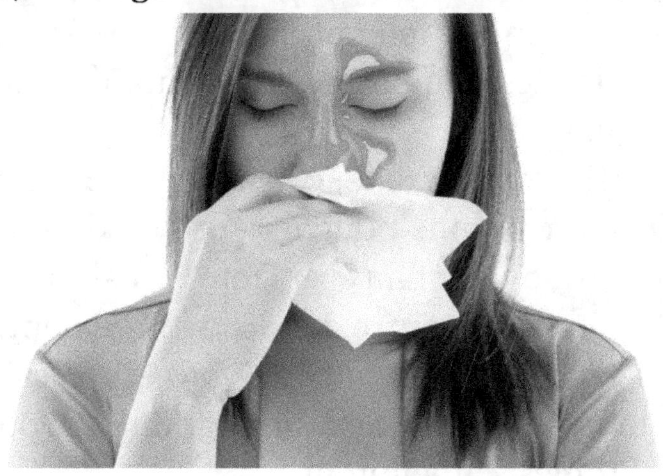

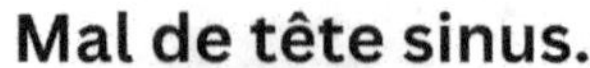

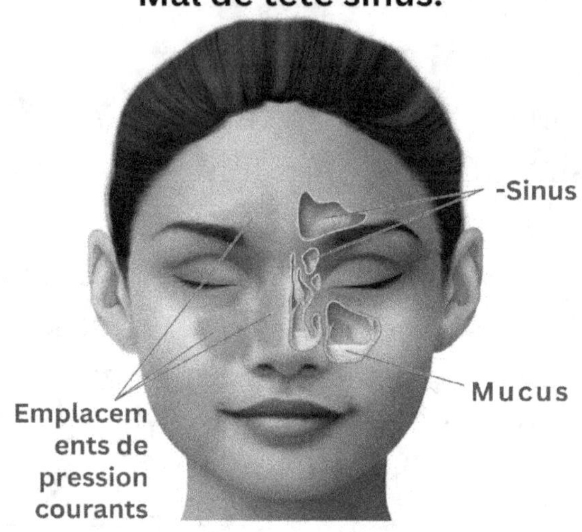

Traitement des maux de tête sinusaux

Si on vous a diagnostiqué une infection bactérienne des sinus, le médecin doit vous prescrire un traitement antibiotique, qui devrait résoudre les symptômes de maux de tête après quelques jours.

Si la douleur persiste, consultez à nouveau votre médecin car vous pourriez souffrir de migraines plutôt que de maux de tête de sinus, ce qui nécessitera un autre type de traitement. Votre médecin pourra alors vous prescrire un traitement spécifique à la migraine et voir si vos symptômes s'améliorent.

Numéro 6
Migraine oculaire

Les migraines oculaires sont une maladie rare caractérisée par une perte temporaire de la vision d'un œil. Ceci est souvent dû à une diminution du flux sanguin ou à des spasmes dans les vaisseaux sanguins de la rétine ou derrière l'œil.

Les migraines oculaires peuvent être indolores ou survenir avec ou après une migraine, la vision de l'œil affecté revenant généralement à la normale en une heure. Les symptômes comprennent une petite tache aveugle qui affecte la vision centrale d'un œil et peut s'agrandir, ce qui pourrait finir par vous empêcher de conduire ou de marcher si l'attaque survient lorsque vous êtes hors de la maison.

Les migraines oculaires sont souvent utilisées à tort pour décrire les migraines visuelles, qui sont beaucoup plus courantes et inoffensives.

Traitement de la migraine oculaire

La première étape consiste à consulter votre médecin, qui déterminera si vous souffrez de migraines oculaires ou d'une autre pathologie. Comme les crises durent généralement moins d'une heure, la plupart des gens n'ont généralement pas besoin de traitement et il leur sera conseillé d'arrêter leurs activités pendant la durée de la crise jusqu'à ce que leur vision redevienne normale.

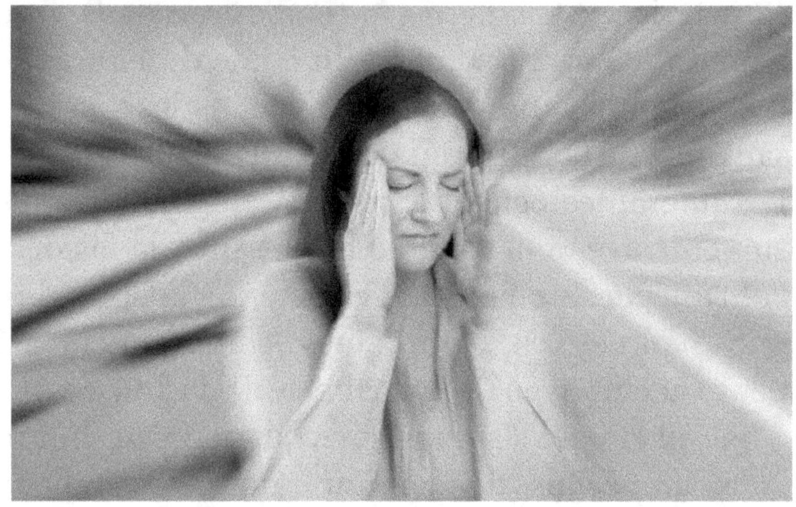

Une perte soudaine de vision d'un œil peut être liée à un problème oculaire plus grave non lié à des maux de tête. Si vous ressentez soudainement une sorte de tache aveugle dans votre vision, consultez immédiatement un ophtalmologiste pour déterminer s'il s'agit d'un problème de vision temporaire et inoffensif ou du symptôme de quelque chose de plus grave comme un décollement de la rétine ou un accident vasculaire cérébral.

Numéro 7
Migraine visuelle / Aura de migraine

Certaines personnes ressentent un phénomène appelé migraines visuelles ou migraine peu de temps avant leur crise de migraine. Celles-ci surviennent souvent soudainement et disparaissent en 30 minutes environ, et peuvent ou non être accompagnées d'une migraine.

Ceux-ci peuvent se manifester par :
1. Un angle mort vacillant près du centre de son champ de vision
2. Un anneau ondulé de lumière colorée entourant un angle mort central
3. Une tache aveugle qui migre lentement à travers votre champ visuel

Une façon de déterminer si vous souffrez d'une migraine oculaire ou d'une migraine visuelle consiste à fermer un œil à la fois. Si la perturbation survient dans un seul œil, il s'agit probablement d'une migraine oculaire, et si elle survient dans les deux yeux, il s'agit probablement d'une migraine oculaire. migraine visuelle.

Traitement de la migraine visuelle

Comme pour les migraines oculaires, la première étape consiste à consulter un médecin au sujet de vos problèmes de vision.

La meilleure façon de prévenir les migraines visuelles est d'éviter les déclencheurs de la migraine et de dormir suffisamment. Vous pouvez également prendre des médicaments en vente libre pour atténuer occasionnellement les maux de tête.

Numéro 8

Maux de tête hormonaux (maux de tête pendant les règles)

En raison des fluctuations naturelles des niveaux d'hormones que les femmes subissent tout au long du mois, de nombreuses femmes souffrent de symptômes inconfortables au moment de leur cycle menstruel, notamment des maux de tête.

En raison de la baisse naturelle œstrogène pendant cette période, les migraines sont plus susceptibles de se développer dans les deux jours précédant les règles ou pendant les trois premiers jours des règles.

Au-delà des périodes menstruelles, d'autres causes de maux de tête hormonaux incluent la prise de pilules contraceptives orales combinées (qui contiennent œstrogène) qui impliquent une semaine sans pilule, la ménopause et la grossesse.

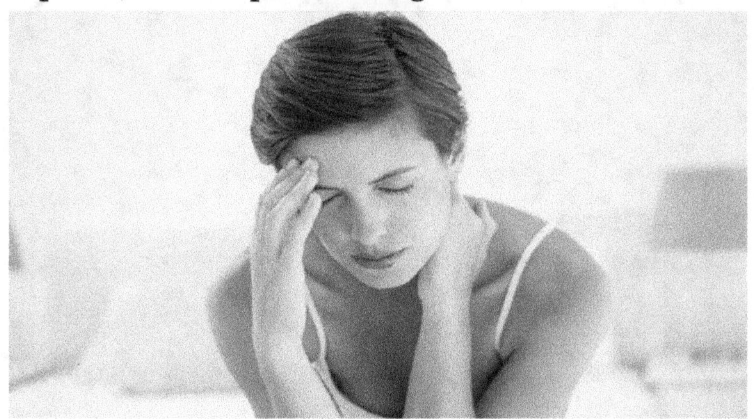

Traitement hormonal des maux de tête

Le traitement des maux de tête hormonaux consiste généralement à atténuer les symptômes des maux de tête via des médicaments en vente libre ou des médicaments prescrits au moment des règles.

Si vos maux de tête sont causés par une chuteœstrogène niveaux pendant la semaine sans pilule de prise de pilules contraceptives combinées, vous pouvez consulter votre médecin pour passer à un contraceptif continu tel que des pilules combinées sans interruption, des mini-pilules à base de progestérone uniquement et des implants contraceptifs.

Numéro 9
Céphalée cervicogénique

Un mal de tête cervicogène est une douleur qui se développe dans le cou et irradie vers l'arrière et l'avant de la tête, souvent accompagnée d'une raideur de la nuque. Celles-ci résultent souvent de problèmes structurels au niveau du cou et des vertèbres cervicales (vertèbres situées au sommet de la colonne vertébrale).

Les céphalées cervicogènes peuvent se développer chez les personnes qui occupent des emplois qui les exposent davantage à des tensions cervicales, comme les chauffeurs de taxi et ouvriers. Des maux de tête cervicogènes peuvent également survenir après une blessure au cou telle qu'un coup du lapin.

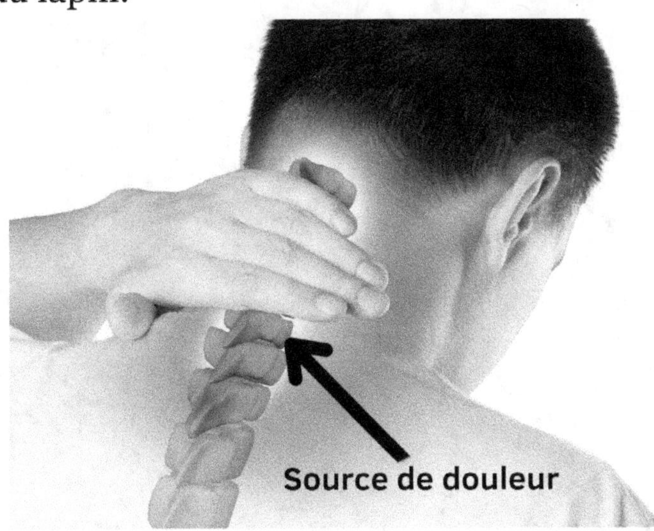

Traitement des céphalées cervicogènes

Le traitement des céphalées cervicogéniques vise à éliminer la cause des douleurs cervicales. Votre médecin peut vous prescrire des médicaments ou des analgésiques en vente libre pour aider à gérer les symptômes douloureux.

La physiothérapie impliquant un massage des tissus mous et des mouvements des articulations peut également être un traitement efficace car elle s'attaque directement à la cause de la douleur au cou qui entraîne des maux de tête cervicogènes.

Numéro 10
Maux de tête après une blessure

Un mal de tête post-traumatique est un mal de tête secondaire qui peut survenir dans les jours et les semaines qui suivent un traumatisme crânien.

Les maux de tête immédiatement après un traumatisme crânien sont assez fréquents et disparaissent généralement dans les jours qui suivent, mais un mal de tête persistant qui dure plus longtemps est considéré comme un mal de tête post-traumatisme.

Ces types de maux de tête sont souvent caractérisés comme une douleur quotidienne constante qui affecte les deux côtés de la tête. Ces accès de douleur sont généralement légers à modérés, même si l'on peut ressentir des pics de douleur semblables à ceux d'une migraine.

D'autres changements et symptômes que les personnes peuvent ressentir après une blessure comprennent des symptômes neurologiques tels que des étourdissements, une vision floue, des perturbations du sommeil et des bourdonnements d'oreille.

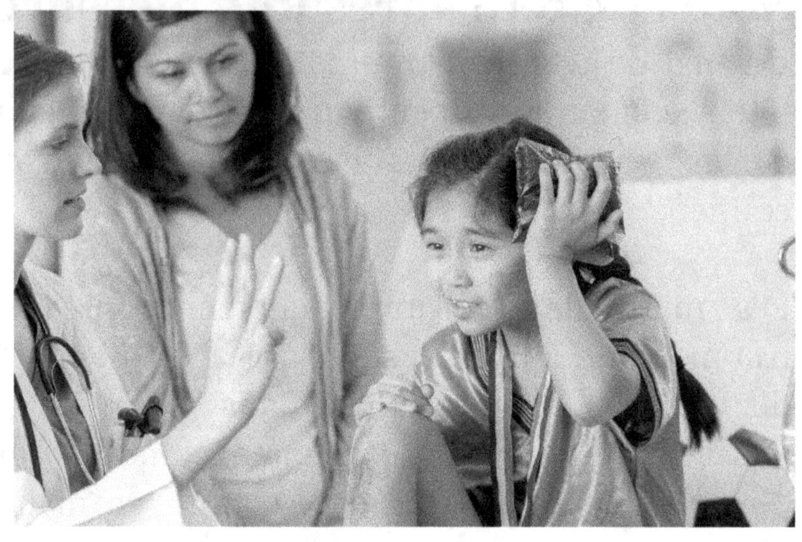

Traitement des maux de tête après une blessure

Le traitement de ce type de mal de tête est symptomatique et consiste souvent en des traitements contre les céphalées de tension, tels que des médicaments. Votre médecin peut également vous conseiller de vous reposer et de dormir suffisamment après une blessure traumatique afin de contribuer à réduire les symptômes et d'éviter de consommer des stimulants comme la nicotine et l'alcool.

Numéro 11
Toux

Des maux de tête dus à la toux surviennent chez certaines personnes lorsqu'elles ressentent des maux de tête causés par une crise de toux souvent déclenchée par une augmentation soudaine de la pression dans l'abdomen et la poitrine. Ces maux de tête peuvent être primaires ou secondaires.

Si vous avez une sinusite ou un rhume, votre toux peut devenir plus forte, ce qui augmente le risque de maux de tête dus à la toux. Ce mal de tête peut également survenir après avoir éternué, ri, fait des efforts pendant les selles et s'est penché trop longtemps.

Ces types de maux de tête n'ont généralement rien de grave, surtout s'il s'agit de maux de tête primaires, qui ont tendance à s'améliorer d'eux-mêmes. Cependant, des céphalées de toux secondaires pourraient indiquer un problème plus grave (forme anormale du crâne, faiblesse d'un vaisseau sanguin cérébral pouvant entraîner un anévrisme,tumeur etc).

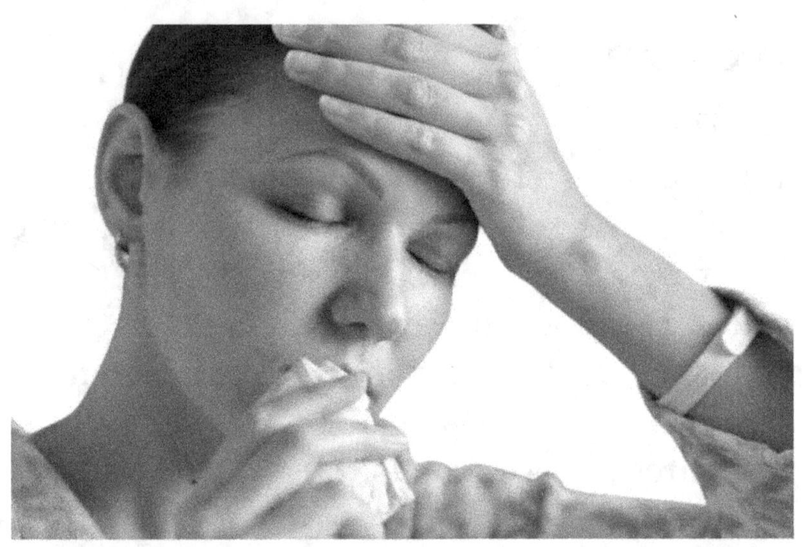

Traitement des maux de tête contre la toux

Les céphalées primaires dues à la toux peuvent souvent être traitées par des médicaments tels que des médicaments anti-inflammatoires en vente libre pour réduire la toux et les médicaments contre la tension artérielle.

Le traitement des céphalées de toux secondaires est plus complexe et dépend de ce que le médecin détermine comme étant la cause, qu'il s'agisse d'une malformation du crâne ou du cerveau.

Numéro 12
Céphalée d'effort (maux de tête après l'exercice)

Les maux de tête à l'effort sont des maux de tête déclenchés par une activité physique telle que l'exercice. Ce type de mal de tête est souvent ressenti comme une douleur pulsatile des deux côtés de la tête pendant ou après une séance d'entraînement et ne dure généralement pas plus de plusieurs minutes.

Bien que les causes soient inconnues, certains experts médicaux pensent qu'un exercice intense rétrécit les vaisseaux sanguins à l'intérieur du crâne et entraîne des maux de tête. Ces maux de tête sont souvent susceptibles de se développer lors d'exercices par temps chaud ou à haute altitude.

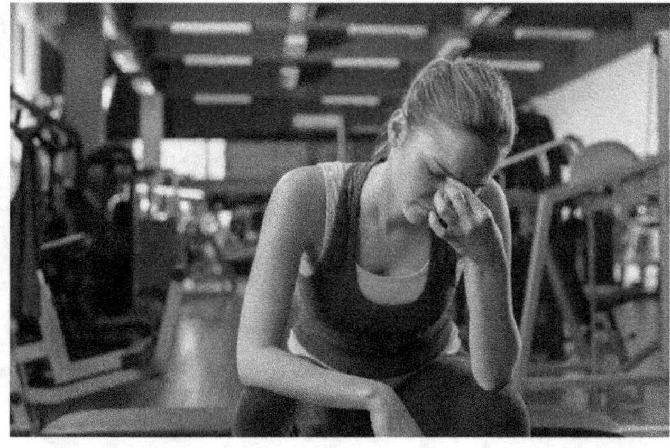

Traitement des maux de tête à l'effort

La plupart des maux de tête liés à l'effort disparaissent d'eux-mêmes en quelques mois. Vous pouvez prendre des médicaments en vente libre pour soulager les maux de tête, ainsi qu'appliquer une serviette chaude ou un coussin chauffant sur votre front. Vous devez également boire beaucoup de liquides avant, pendant et après l'exercice pour éviter la déshydratation.

Si vous ressentez fréquemment des maux de tête après l'exercice et que vous ressentez d'autres symptômes inhabituels, prenez rendez-vous avec votre médecin pour exclure toute affection sous-jacente grave.

Numéro 13
Maux de tête liés aux médicaments stimulants

Les maux de tête et les migraines sont associés aux personnes souffrant de trouble déficitaire de l'attention (TDA) et de trouble déficitaire de l'attention avec hyperactivité (TDAH) à qui on prescrit des médicaments stimulants, tels que Adderall.

La plupart des personnes signalent deux types différents de maux de tête lorsqu'elles utilisent des médicaments pour traiter le TDAH et le TDA. Le premier est un mal de tête plus léger, généralement ressenti à l'arrière de la tête, qui survient à la fin de la dose. Ce type de mal de tête est relativement supportable et peut généralement être soulagé en prenant des médicaments en vente libre si vous le souhaitez.

Le deuxième type de mal de tête a tendance à être plus sévère et est généralement ressenti dans toute la tête pendant toute la durée de la dose (et parfois même après la fin de chaque dose). Les patients ayant des antécédents familiaux de migraines sont souvent plus sensibles à ce type d'effets secondaires graves liés aux maux de tête.

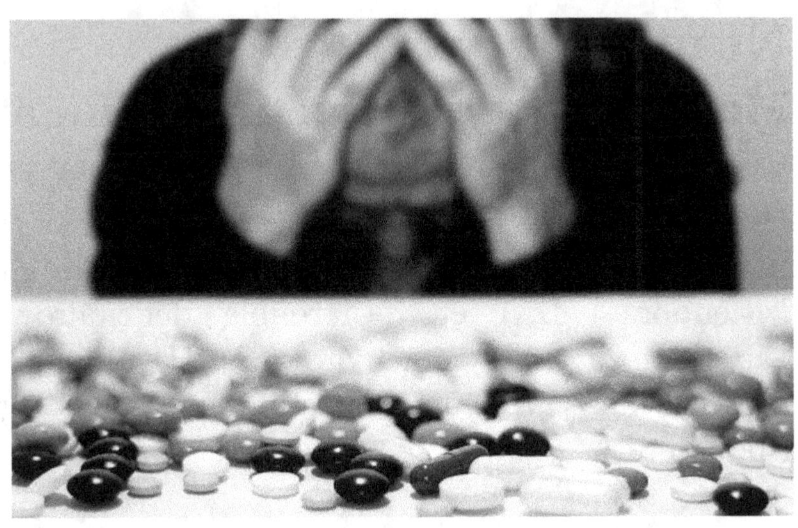

Traitement des maux de tête avec des médicaments stimulants

Si vous ressentez des maux de tête récurrents comme effet secondaire de votre prescription, consultez votre médecin pour connaître le meilleur traitement. Votre médecin pourrait envisager de changer le type de médicament prescrit pour soulager les symptômes.

Numéro 14
Maux de tête liés à la caféine

Saviez-vous que la caféine peut à la fois provoquer et soulager des maux de tête ?

Les maux de tête peuvent être causés par une surdose de caféine. La caféine ne se trouve pas seulement dans le café : on la trouve dans les boissons énergisantes, les suppléments d'entraînement tels que le pré-entraînement, certains sodas ainsi que d'autres aliments et boissons. L'un des effets secondaires de la caféine est qu'elle vous fait uriner davantage (car c'est un diurétique), ce qui est déshydratant. À son tour, la déshydratation peut provoquer des maux de tête.

D'un autre côté, la caféine peut également aider à traiter les maux de tête. Certaines personnes se voient prescrire de la caféine par leur médecin dans le but de soulager les maux de tête chroniques, en particulier les patients souffrant de maux de tête hypniques.

Cependant, une fois que votre corps s'est adapté à la caféine, arrêter de la consommer ne serait-ce qu'un jour pourrait entraîner des effets secondaires désagréables. Étant donné que la caféine rétrécit les vaisseaux sanguins qui entourent le cerveau, un arrêt soudain de la consommation entraîne une dilatation de ces vaisseaux sanguins. L'augmentation du flux sanguin autour du cerveau exerce une pression sur les nerfs environnants, ce qui peut déclencher des maux de tête liés au manque de caféine.

Cela peut arriver à toute personne qui consomme du café régulièrement, même à des doses aussi faibles qu'une tasse de café par jour. Si vous prenez de la caféine pour soulager vos maux de tête, l'arrêt de la consommation de caféine peut entraîner un « effet rebond » au cours duquel vos maux de tête s'aggravent après l'arrêt – de la même manière qu'une dépendance excessive aux médicaments contre les maux de tête peut entraîner une aggravation des maux de tête. après avoir arrêté de le prendre.

Traitement des maux de tête à la caféine

Il n'existe aucun moyen réel de prévenir ou d'arrêter les maux de tête liés à la caféine. Cependant, si vous consommez régulièrement de la caféine, vous pouvez surveiller votre consommation pour vous assurer que vous n'en prenez pas trop chaque jour. Buvez également beaucoup d'eau pour vous assurer que votre corps est bien hydraté, car la caféine est un diurétique.

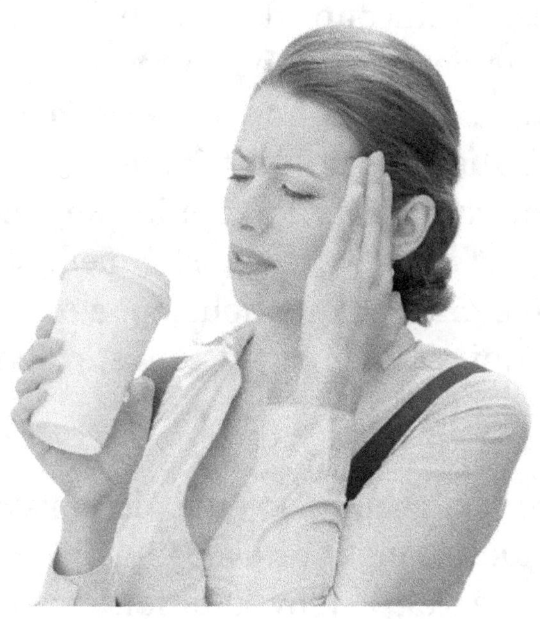

Numéro 15
Maux de tête liés à la gueule de bois

Les soirées vin sont idéales pour se détendre, mais boire quelques verres de trop peut entraîner des lendemains matin désagréables.

Même si l'alcool procure souvent une sensation de chaleur et de flou, il s'agit toujours d'une substance qui affecte négativement votre cerveau, votre foie, vos reins et d'autres systèmes du corps. Beaucoup de ces effets persistent jusqu'au lendemain, même après que votre corps se soit désintoxiqué de l'alcool. La déshydratation est un effet important, aux côtés des perturbations de la chimie sanguine, de la digestion et du cycle du sommeil. Tout cela s'accumule dans ce que nous appelons la gueule de bois, qui s'accompagne souvent de maux de tête.

La durée de chaque gueule de bois varie en fonction de la quantité d'alcool consommée, de votre degré d'hydratation (ou de déshydratation), de votre poids, de votre sexe, de votre état de santé actuel, etc. Les personnes déjà sujettes aux migraines ont tendance à souffrir davantage de maux de tête en plus de la gueule de bois.

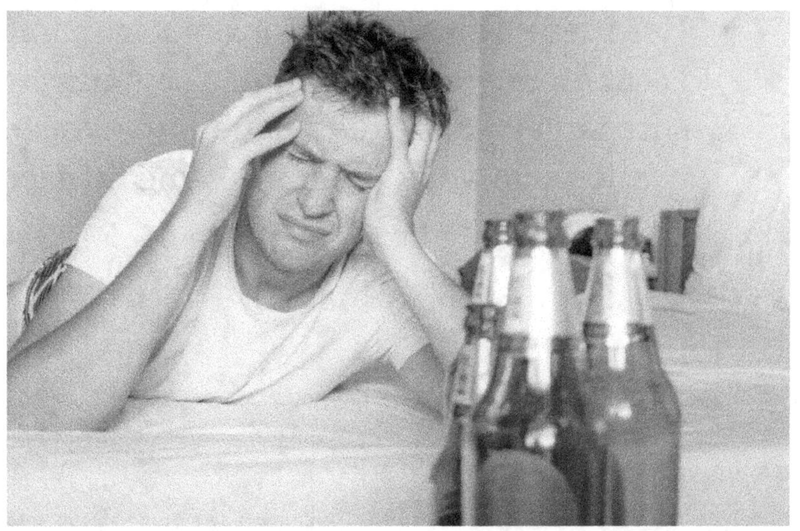

Traitement des maux de tête liés à la gueule de bois

Malgré toutes les boissons et gelées qui prétendent prévenir la gueule de bois, le moyen le meilleur et le plus fiable d'éviter la gueule de bois est de ne pas boire.

Si vous vous retrouvez avec un mal de tête épouvantable après une nuit de consommation excessive, voici quelques mesures que vous pouvez prendre :

- Buvez plus de liquides (autres que l'alcool) pour éviter la déshydratation, comme de l'eau et des boissons pour sportifs.
- Ne prenez pas de médicaments comme l'acétaminophène qui pourraient surcharger votre foie (et ne buvez surtout pas lorsque vous prenez des médicaments en premier lieu)
- Évitez plus d'alcool – c'est une évidence.

Quand consulter un médecin pour des maux de tête ?

La plupart des maux de tête sont généralement légers et disparaissent avec du repos et une automédication occasionnelle. Si votre mal de tête est chronique, vous souhaiterez peut-être consulter un médecin généraliste ou être orienté vers un spécialiste qui pourra élaborer un plan de traitement pour vous.

Même si la plupart des maux de tête ne nécessitent pas d'intervention médicale immédiate, des maux de tête persistants et graves peuvent indiquer des problèmes plus graves nécessitant des soins médicaux immédiats.

Consultez immédiatement un médecin ou rendez-vous aux urgences si votre mal de tête :

- Est brusque et sévère, et/ou dure plus de 72 heures avec peu ou pas d'intervalles
- Se produit avec de la fièvre
- Se produit après un traumatisme crânien et s'aggrave
- Dure quelques jours ou semaines et s'aggrave après une toux, un effort, un effort ou un mouvement brusque

- S'accompagne de vomissements sévères et incontrôlables
- Se produit avec confusion et difficulté à comprendre ce que disent les autres